Yasothai Ramalingam

Valor nutritivo da semente de feno-grego e do resíduo de feno-grego para aves de capoeira

Yasothai Ramalingam

Valor nutritivo da semente de feno-grego e do resíduo de feno-grego para aves de capoeira

ScienciaScripts

Imprint

Cover image: www.ingimage.com

This book is a translation from the original published under ISBN 978-620-2-31237-0.

Publisher:
Sciencia Scripts
is a trademark of
Dodo Books Indian Ocean Ltd. and OmniScriptum S.R.L publishing group

120 High Road, East Finchley, London, N2 9ED, United Kingdom
Str. Armeneasca 28/1, office 1, Chisinau MD-2012, Republic of Moldova, Europe
Printed at: see last page
ISBN: 978-620-7-94251-0

CAPÍTULO 1 INTRODUÇÃO

A melhor forma de obter rendimentos mais elevados na produção de aves de capoeira é maximizar a produção e melhorar a eficiência alimentar. A eficiência alimentar, por sua vez, é influenciada pelo equilíbrio dos nutrientes nos alimentos, pela manutenção de uma boa saúde intestinal, por métodos adequados de transformação dos alimentos e pela utilização de vários aditivos, tais como antibióticos, acidificantes, probióticos, prebióticos e enzimas. Sabe-se que certos ingredientes dos alimentos para animais, *nomeadamente* as especiarias, têm propriedades que melhoram a saúde intestinal, a secreção de enzimas e outros benefícios para a saúde, para além dos nutrientes.

Os cientistas avícolas enfrentam hoje o desafio de encontrar novos promotores de crescimento alternativos que "promovam a saúde intestinal, melhorem a utilização dos nutrientes e aumentem a imunidade sem afetar negativamente o bem-estar animal e o ambiente, e que forneçam ao consumidor um produto animal seguro, devendo o material ser derivado de fontes naturais". Na natureza, existem produtos como as substâncias fitobióticas derivadas de plantas e ervas que possuem uma vasta gama de propriedades medicinais e de promoção do crescimento (Khan *et al.*, 2011).

As plantas medicinais e aromáticas são utilizadas há muitos anos na alimentação humana como especiarias e aditivos medicinais em animais para aumentar a utilização de energia dos alimentos, melhorar o desempenho e servir como uma nova fonte de proteínas.

A Índia, o viveiro de especiarias do mundo, produz mais de 50 variedades de especiarias. A produção total de especiarias na Índia está estimada em 5,8 milhões de toneladas e o país representa mais de 45% do comércio mundial de especiarias em volume e valor. O feno-grego, uma especiaria importante, foi produzido em 1,279 lakh toneladas em 2010-11. O Rajastão é responsável por 74% das sementes de feno-grego produzidas na Índia (Anónimo, 2010a).

Os constituintes terapêuticos activos das sementes de feno-grego são a 4-hidroxi-isoleucina (Hajimehdipoor *et al*, 2008), as proteínas ricas em lisina e L-triptofano, a fibra mucilaginosa (galactomanano) e outros constituintes químicos raros, como as saponinas, a cumarina, o feno-grego, o ácido nicotínico, as sapogeninas, o ácido fítico, a escopoletina e a trigonelina, que se crê serem responsáveis por muitos dos supostos efeitos terapêuticos, como a inibição da absorção do colesterol e a redução dos níveis de glicose no sangue (Bukhari *et al.*, 2008).

Devido à sua propriedade viscosa, o galactomanano do feno-grego inibe a absorção de glucose no intestino e reduz os níveis de glucose no sangue (Srichamroen *et al.*, 2009). Por conseguinte, a separação do galactomanano do feno-grego é efectuada à escala industrial para produzir um nutracêutico antidiabético. ®O resíduo é designado por resíduo de feno-grego depletado de galactomanano (GDFR) e é comercializado como Parry Fenumax . Com o aumento da incidência da diabetes na Índia e a procura de medicamentos naturais para a diabetes, é provável que a separação do galactomanano do feno-grego aumente, tornando mais GDFR disponível.

As sementes de feno-grego e o GDFR contêm 24 - 26% e 26 - 32%

de proteínas, respetivamente. Como ambos os produtos têm um elevado teor de hidratos de carbono, assume-se que o valor energético esperado corresponde ao dos cereais. Para além disso, estes produtos têm um valor nutracêutico.

Os objectivos deste estudo foram os seguintes:

1. Análise da composição química de amostras de sementes de feno-grego.
2. Análise da composição química dos resíduos de feno-grego sem galactomanano (GDFR).
3. Estimativa do teor de energia metabolizável das sementes de feno-grego e dos resíduos de feno-grego sem galactomanano (GDFR) utilizando galos.

CAPÍTULO 2 REVISÃO DA LITERATURA

O feno-grego (*Trigonella foenum-graecum* L.) é conhecido como methi em hindi e vendayam em tamil. O maior produtor de feno-grego do mundo é a Índia. Em 2010-11, foram produzidas 1,27 lakh toneladas de feno-grego (Anónimo, 2010a). Na Índia, as sementes são utilizadas em caril (preparação de pickles, pratos de legumes, dhals e misturas de especiarias como panch phoron e sambar em pó) e pelas suas propriedades medicinais, *nomeadamente* os seus efeitos antidiabéticos e de redução do colesterol (Hannan *et al*, 2003; Vats *et al*, 2003; Venkatesan *et al*, 2003; Suboh *et al*, 2004), contra o hipotiroidismo (Tahiliani e Kar, 2003a), contra a hiperglicemia induzida pela tiroxina (Tahiliani e Kar, 2003b), contra o cancro (Devasena e Menon, 2003), para proteger o estômago (Pandian *et al*, 2002), efeito antioxidante (Raskin *et al*., 2002), efeito antinociceptivo (Javan *et al*., 1997), efeito antimicrobiano (Bhatti *et al*., 1996), efeito anti-helmíntico (Ghafgazi *et al*, 1980), efeito anti-esterilidade e anti-androgénico (Kamal *et al*., 1993), efeito cicatrizante (Taranalli e Kuppast, 1996) e também efeito anti-inflamatório e antipirético (Ahmadiani *et al*., 2001).

As sementes de feno-grego são frequentemente torradas para reduzir o seu amargor e melhorar o seu sabor.

Verificou-se que o galactomanano do feno-grego reduz os níveis de glucose no sangue, pelo que a separação do galactomanano é efectuada a nível industrial (por exemplo, M/s. E.I.D. Parry (India) Limited, Bio Products Division, Cuddalore, Tamilnadu, Índia) para produzir nutracêuticos antidiabéticos. O galactomanano é o principal polissacárido das sementes de feno-grego e constitui cerca de 50 % do peso das sementes (Raghuram *et al.*, 1994), Este capítulo analisa a literatura sobre a composição nutricional e o valor alimentar das sementes de feno-grego (FS) e do GDFR em aves de capoeira. O teor de nutrientes e o valor alimentar do GDFR para o gado e as aves de capoeira ainda não foram investigados e não existe literatura relevante.

ANÁLISES DE NUTRIENTES

Composição aproximada

A composição direta do FS é apresentada no quadro 1. O quadro geral mostra que o teor de proteína bruta varia entre 12,9 e 34,1 %, o teor de fibra bruta entre 4,7 e 14,8 %, o extrato etéreo entre 4,5 e 12 %, as cinzas totais entre 2,6 e 7,6 % e o extrato isento de azoto entre 36,8 e 57,5 %.

De acordo com as referências, o teor médio de proteína bruta, fibra bruta, extrato etéreo, cinzas totais e extrato isento de azoto das FS foi de 26,78, 9,49, 7,21, 4,03 e 47,16%, respetivamente. O teor de proteína bruta (32,8 %) e de extrato etéreo (9,1 %) do GDFR foi mais elevado e o teor de cinzas foi mais baixo (1,3 %) do que o das sementes de feno-grego. Em comparação com o milho, o teor de proteína bruta, fibra bruta e extrato etéreo das FS e GDFR foi mais elevado.

Fracções de fibra alimentar

Ribes *et al.* (1984) referiram que o FS continha 28 % de FDN, 22 % de hemicelulose, 8,3 % de celulose e 2,3 % de lenhina, e Kochhar *et al.* (2006)

Quadro 1: Composição em nutrientes das sementes de feno-grego, GDFR e milho (% MS)

S.No.	Crude protein	Crude fibre	Ether extract	Total ash	Nitrogen free extract	References
1.	31.6		6.3	4.9		Leela and Shafeekh (2005)
2.	25.8	6.3	6.5	3.3		Kochhar *et al.* (2006)
3.	23.1	10.2	8.2	3.4	45.9	Abaza (2007)
4.	30.4		6.9	3.0	53.0	El-Malky and Gouda (2007)
5.	28.4	9.3	7.1	3.2	47.4	El Nasri and El Tinay (2007)
6.	25.0		8.4	3.0	47.5	Sulieman *et al.* (2008)
7.	34.1		4.5	3.4		Mathur and Choudhry (2009)
8.	29.1	9.3	6.2	4.5	50.8	Mostafa *et al.* (2009)
9.	25.3	14.8	9.8	7.6	36.8	Ali (2009)
10.	26.2	7.2	5.8	3.0	44.1	Anonymous (2010a)
11.	24.6	5.8	7.9	3.9		Ziwar (2010)
12.	27.5		6.7	3.9		Naidu *et al.* (2011)
13.	28.0	4.7	12.0	2.6	45.0	Ali *et al.* (2012)
14.	12.9	13.1	4.5	4.2	57.5	Al-Jasass and Al-Jasser (2012)
15.	28.6	14	6.1	4.7	40.7	Elmnan *et al.* (2012)
16.	27.9	9.8	8.4	5.9	50.1	Mahmoud *et al.* (2012)
GDFR*	32.8		9.1	1.3		Anonymous (2010b)
Maize	8.5	2.2	3.8	1.7	83.80	NRC (1994)

*GDFR - Resíduos de feno-grego depletados de galactomanano

35,1 % de FDN, 2,3 % de FDA e um teor de hemicelulose de 32,8 %, que consiste principalmente em galactomanano. Uma vez que o feno-grego é utilizado na nutrição humana, o fracionamento da fibra é definido como componentes de fibra solúvel e insolúvel. Naidu *et al* (2011) referiram que as sementes de feno-grego contêm 30,6 % de fibras solúveis e 20,6 % de fibras insolúveis.

As fracções fibrosas do milho são 21,5 % NDF, 8,0 % ADF e 1,6 % lignina (NRC, 2001).

Macro-minerais

O teor de cálcio e de fósforo no FS é apresentado no quadro 2. O teor de cálcio e fósforo no FS variou de 0,06 a 1,30 e 0,21 a 1,00 %, respetivamente. O endosperma e o revestimento das sementes de FS continham 0,03 % e 0,5 % de cálcio, respetivamente (Shakuntala *et al.*, 2011).

A média dos valores de referência apresentados no quadro 2 para o teor de cálcio (0,49 *vs.* 0,02), fósforo (0,45 *vs.* 0,28) e sódio (0,09 *vs.* 0,02) do FS foi superior à do milho.

Micro-minerais

O teor de microminerais nas FS é apresentado no quadro 2. O teor de cobre das FS variou entre 7,1 e 54 mg/kg. O teor de manganês, zinco e ferro no FS variou de 15 a 68, 23,5 a 70 e 102 a 540 mg/kg, respetivamente. O endosperma e o revestimento das sementes do FS continham (mg/kg) 10,3 e 4,5 de cobre, 6,3 e 1,6 de manganês, 31,7 e 9,4 de zinco e 213 e 0 de ferro, respetivamente.

Os valores médios de referência indicados no quadro 2 para o teor de cobre (33,7 *vs.* 3,0), manganês (30,4 *vs.* 7,0), zinco (43,3 *vs.* 18,0) e ferro (191 *vs.* 45) em mg/kg FS foram superiores aos do milho.

Quadro 2 Composição macro e micromineral das sementes de feno-grego e de milho

S. No.	Ca (%)	P (%)	Na (%)	Cu (mg/kg)	Mn (mg/kg)	Zn (mg/kg)	Fe (mg/kg)	References
1.	0.17	0.28			15.0	23.5	102	Nabey and Damir (1990)
2.	1.30	0.48	0.09				110	Leela and Shafeekh (2005)
3.	1.10	1.00	0.04	4.8	3.7	41.2	224	Abaza (2007)
4.	0.16	0.37	0.02	7.1	10.3	30.8	65	Anonymous (2010a)
5.	0.06	0.37	0.001	13.0	10.0	70.0	120	Ziwar (2010)
6.	0.23	0.21	0.29	54.0	16.0	44.0	116	Ali *et al.* (2012)
7.	0.07			90.0	90.0	24.0	258	Al-Jasass and Al-Jasser (2012)
8.	0.86				68.0	70.0	540	Mahmoud *et al.* (2012)
Maize	0.02	0.28	0.02	3.00	7.00	18.0	45	NRC (1994)

Fenóis totais

Os polifenóis totais na FS relatados por diferentes investigadores foram 1,05 (Kochhar *et al.*, 2006) e 2,9 mg/g (Mahmoud *et al.*, 2012) como equivalente de ácido tânico, 0,45 (El-Malky e Gouda, 2007), 0,48 (Kaviarasan *et al.*, 2004) e 85,88 mg/g (Naidu *et al.*, 2011) como equivalente de ácido gálico. O conteúdo fenólico total como equivalente de ácido gálico variou com a utilização de diferentes solventes. Quando extraído com metanol e etanol, o teor de fenólicos foi mais elevado (5,75 e 6,85 mg/g, respetivamente), enquanto foi mais baixo (1,35 mg/g) quando extraído com hexano (Bukhari *et al.*, 2008).

O feno-grego e o GDFR, que são uma fonte valiosa de ácidos fenólicos, poderiam ser uma fonte eficaz de antioxidantes naturais e ingredientes naturais em alimentos funcionais (Naidu *et al.*, 2011).

Ácidos gordos

As percentagens de ácidos gordos na componente gorda do FS são apresentadas no quadro 3. Os principais ácidos gordos saturados (em percentagem) no FS são o ácido palmítico (3,9 - 11,0) e o ácido esteárico (0,1 - 6,5), enquanto os ácidos gordos insaturados predominantes (em percentagem) são o ácido oleico (0,4 - 36,0), o ácido linoleico (18,0 - 22,0) e o ácido linolénico (18,0 - 30,8).

O teor médio de ácido mirístico (0,5 *vs.* 0,1%), ácido palmítico (9,3 *vs.* 9,9%), ácido esteárico (3,8 *vs.* 4,5%), ácido araquídico (1,6 *vs.* 1,2%), ácido eicosamonóico (0,2 *vs.* 0,3%) e ácido beénico (0,5 *vs.* 0,6%) foi semelhante na FS e na GDFR. O teor de ácido oleico (15,6 *vs.* 5,58%) foi mais elevado e o de ácido linoleico (35,7 *vs.* 41,4%) e de ácido linolénico (21,9 *vs.* 25,4%) foi mais baixo na FS do que na GDFR.

Quadro 3 Composição em ácidos gordos (g/100 g de gordura) de sementes de feno-grego, GDFR e milho

Fatty acids	Fenugreek seed							GDFR	Maize
	a	b	c	d	e	f	g	h	i
Myristic acid (C14:0)		0.2	0.2		0.1		1.4	0.1	
Pentadecanoic acid (C15:0)								0.1	
Palmitic acid (C16:0)		11.0	8.9	11.0	10.5	10.5	3.9	9.9	0.6
Palmitoieic acid (C16:1)		0.2	0.2		0.2		8.3		
Heptadecanoic acid (C17:0)								0.4	
Heptadecanoic acid (cis 10 C17:1)								0.1	
Stearic acid (C18:0)	0.1	4.5	3.7	6.0	4.0	6.5	1.8	4.5	0.1
Oleic acid (C18:1)	0.4	16.7	12.9	36.0	14.9	20.0	8.3	5.6	1.2
Linoleic acid (C18:2)	0.3	43.2	35.8	47.0	46.3	42.5	34.9	41.4	1.8
Linolenic acid (C18:3)		22.0	18.1		20.6	18.0	30.8	25.4	0.1
Arachidic acid (C20:0)		1.5	1.2			2.0		1.3	
Eicosamonoenoic acid (C20:1)		0.1	0.1		0.3			0.3	
Behenic acid (C22:0)		0.5	0.4		0.6	0.5		0.6	
Docosaenoic acid (C22:1)								0.2	
Tricisanoic acid (C23:0)								0.1	
Lignoceric acid (C24:0)		0.1	0.1		0.2				

a. El-Malky e Gouda (2007); b. Sulieman *et al.* (2008); c. Chatterjee *et al.* (2010);
d. Ziwar (2010); e. Ciftci *et al.* (2011); f. Ali *et al.* (2012);
g. Al-Jasass e Al-Jasser (2012); h. Anónimo (2010b); i. NRC (1994).

O teor de ácido palmítico (0,6 %), ácido esteárico (0,1 %), ácido oleico (1,2 %), ácido linoleico (1,8 %) e ácido linolénico (0,1 %) foi inferior no milho em comparação com o FS e o GDFR.

Aminoácidos

A composição de aminoácidos do FS é apresentada no quadro 4. A gama de aminoácidos individuais no FS é a seguinte: arginina (1,96 - 8,0%), cistina (0,12%), glicina (1,2 - 9,5%), histidina (0,51 - 2,34%), leucina (1,57 - 11,0%), isoleucina (1,3 - 4.65%), lisina (1,4 - 8%), metionina (0,17 - 0,78%), fenilalanina (0,96 - 4,04%), treonina (0,81 - 5,0%), triptofano (4,48%), tirosina (0,7 - 2,3%) e valina (0,94 - 6,13%).

Os três aminoácidos limitantes mais importantes, nomeadamente a lisina (2,15 *vs.* 4,4), a metionina (0,22 *vs.* 0,48) e a treonina (1,0 *vs.* 0,1), foram mais baixos no GDFR do que os valores médios do FS. No entanto, em comparação com o milho, os aminoácidos críticos foram mais elevados tanto no FS como no GDFR.

EXPERIÊNCIAS BIOLÓGICAS

Há falta de informação sobre a utilização de FS e GDFR por criadores de frangos de carne. Por conseguinte, serão revistos os estudos sobre a utilização de FS em criadores de poedeiras e em explorações comerciais de poedeiras e de frangos de carne.

Energia metabolizável

O teor de energia metabolizável bruta, aparente e real do FS foi de 3994, 2368 e 3877 kcal/kg, conforme relatado por Kochhar *et al.* (2006), Elmnan *et al.* (2012) e Mahmoud *et al.* (2012), respetivamente.

O teor de energia metabolizável do milho é de 3309 kcal/kg (NRC, 1994).

Quadro 4 Composição em aminoácidos das sementes de feno-grego, GDFR, milho e soja

Amino acids	Fenugreek seed				GDFR	Maize	Soya	Maize % CP basis	Soya % CP basis
	a*	b*	c**	d**	e**	f **	f **		
Arginine	3.69	8.0	1.96		3.20	0.38	3.14	0.04	1.39
Cystine			0.12		0.50	0.18	0.66	0.02	0.29
Glycine	4.78	9.5	1.20		3.17	0.33	1.9	0.03	0.84
Histidine	2.34	1.1	0.51		0.76	0.23	1.17	0.02	0.52
Isoleucine	4.65		1.30		2.14	0.29	1.96	0.03	0.87
Leucine	6.57	11.0	1.57		1.90	1.00	3.39	0.09	1.50
Lysine	5.78	8.0	1.4	2.3	2.15	0.26	2.69	0.03	1.19
Methionine	0.78		0.17		0.22	0.18	0.62	0.02	0.28
Phenylalanine	4.04	1.0	0.96		0.95	0.38	2.16	0.04	0.95
Threonine	3.57	5.0	0.81		1.01	0.29	1.72	0.03	0.76
Tryptophan	4.48				0.06	0.06	0.74	0.01	0.33
Tyrosine	2.30	3.0	0.70		0.77	0.30	1.91	0.03	0.84
Valine	6.13		0.94		1.21	0.40	2.07	0.04	0.91

a. Nabey e Damir (1990); b. Leela e Shafeekh (2005); c. Abaza (2007);
d. Mathur e Choudhry (2009); e. Anónimo (2010b); f. NRC (1994).
* g/100 g de proteína ** g/100 g de amostra

CAPÍTULO 3 MATERIAIS E MÉTODOS

As sementes de feno-grego (FS) e as sementes de feno-grego empobrecidas em galactomanano, designadas por resíduos de feno-grego empobrecidos em galactomanano (GDFR), foram avaliadas por métodos químicos e biológicos. As análises químicas foram efectuadas no Department of Animal Nutrition, Veterinary College and Research Institute, Namakkal.

As amostras de FS foram recolhidas em diferentes zonas de Tamilnadu. A amostra utilizada para a realização da experiência biológica foi adquirida localmente. As amostras foram moídas e utilizadas para as análises.

®As amostras de GDFR (Parry Fenumax) foram obtidas junto da E.I.D. Parry (India) Limited, Parry Nutraceuticals Division, Chennai, Tamilnadu.

ANÁLISES DE NUTRIENTES

O teor de nutrientes de cada uma das cinco amostras de FS e GDFR e das amostras utilizadas no ensaio biológico foi analisado.

Composição aproximada

A composição proximal, *ou seja,* a humidade, a proteína bruta (PC), a fibra bruta (CF), o extrato etéreo (EE) e as cinzas totais (TA) foram analisadas de acordo com os métodos da AOAC (1990). O extrato isento de azoto (NFE) foi calculado por diferença. Todos os valores foram expressos em percentagem de matéria seca.

Fracções de fibra alimentar

As fibras em detergente neutro (FDN) e as fibras em detergente ácido

(FDA) foram quantificadas de acordo com o método de Goering e Van Soest (1970) e a hemicelulose foi calculada.

Macro-minerais

O teor de cálcio e de fósforo total foi calculado de acordo com o método da AOAC (1990).

O teor de sódio foi determinado com um fotómetro de chama de acordo com a AOAC (1990) e o teor de cloreto com nitrato de mercúrio de acordo com Eaton *et al.* (1995).

O sódio foi extraído das amostras de ingredientes para alimentação animal por digestão pelo calor com uma solução de ácido nítrico concentrado e ácido perclórico numa proporção de 2:1, seguida de filtração e diluição para 100 ml. A dimensão da amostra foi de 0,5 a 2 gramas, de modo a que a concentração de sódio se situasse no intervalo de 100 a 25000 ppm.

Dependendo da concentração de sódio, a mudança de cor da chama no fotodetector foi registada e o resultado foi determinado em ppm. A concentração de sódio (ppm) da amostra foi quantificada como Na+ (ppm)/peso da amostra (g) x 100 (fator de diluição).

Para quantificar o cloreto, dissolveram-se 10 g da amostra de alimento em 100 ml de água para extrair o cloreto. Titulou-se 10 ml do extrato com um indicador misto (difenilcarbazona e azul de bromofenol) contra nitrato de mercúrio (0,0141 N).

Micro-minerais

Os microminerais (Cu, Mn, Zn e Fe) foram determinados por incineração húmida. Adicionaram-se 25 ml de ácido nítrico concentrado a 2,5 g de FS ou GDFR e ferveu-se suavemente durante 30 a 45 minutos. Em seguida, adicionaram-se lentamente 10 ml de ácido perclórico a 72% e ferveu-se suavemente até a solução ficar quase incolor. Os minerais solúveis foram filtrados em papel de filtro Whatman n.º 42 e completados a 100 ml com água destilada. A sub-diluição foi efectuada com HCl 0,1 - 0,5 N. Os microminerais foram analisados num espetrofotómetro de absorção atómica Perkin Elmer, modelo 3110, equipado com uma lâmpada de cátodo oco, um fluxo de ar de 28 litros/minuto a 51-65 psi e um fluxo de acetileno de 4 litros/minuto a 12-14 psi, com a temperatura regulada de acordo com as recomendações do fabricante.

Fenóis totais

O teor de fenólicos totais das amostras de FS e GDFR foi analisado utilizando o método Folin-Ciocalteu (Makkar *et al.*, 1993). °Os fenóis totais em 0,2 g de FS ou GDFR foram extraídos com 10 ml de acetona a 70% a 37 C durante 2 horas, depois filtrados através de papel de filtro Whatman n.º 1 e 0,1 ml do filtrado foi reagido com 0,5 ml de reagente Folin-Ciocalteu 1N e 2,5 ml de solução de Na2CO3 a 20% para desenvolvimento da cor. A densidade ótica foi medida a 725 nm com um espetrofotómetro.

Ácidos gordos

O perfil de ácidos gordos foi analisado de acordo com o método descrito por Sukhija e Palmquist (1988). Pesaram-se dois gramas da amostra FS ou GDFR, adicionaram-se vinte mililitros de solução de Folch (com clorofórmio, metanol 2:1 v/v) aos tubos de ensaio e homogeneizou-se utilizando um homogeneizador de alta velocidade durante 30 segundos. A solução homogeneizada foi deixada em repouso durante a noite e depois filtrada através de papel de filtro Whatman n.º 42 para outro tubo de ensaio, ao qual foram adicionados 10 ml de solução de cloreto de sódio a 0,88%. O filtrado foi bem misturado e deixado em repouso durante 2 horas (Folch *et al.*, 1957).

Aspirou-se a camada superior e extraiu-se a camada lipídica inferior, que foi depois transferida para frascos castanhos e evaporada. °Foram adicionados três mililitros de HCl metanólico a 10 % aos frascos castanhos, bem fechados, agitados e aquecidos num banho de água a 65 °C durante 2 horas. As amostras foram arrefecidas e transferidas para tubos de ensaio. A estes tubos de ensaio, adicionaram-se cuidadosamente 5 ml de uma solução de carbonato de potássio a 6 % e 2 ml de hexano. Os tubos foram centrifugados a 6.000 rpm durante 10 minutos para separar a camada de solvente. A camada superior de hexano, que continha os ésteres metílicos de ácidos gordos, foi transferida para tubos Eppendorf e firmemente selada com Parafilm. °As amostras foram armazenadas a -20 C até serem analisadas.

A camada de hexano (0,2 pl) foi injectada no cromatógrafo de fase gasosa (CERES 800 plus, Chemito, Índia) equipado com uma coluna capilar de sílica fundida com um diâmetro interior de 30 m x 0,25 mm e uma espessura de camada de fase estacionária de 0,25 p (SGE, Austrália) e ligado ao detetor de ionização de chama do cromatógrafo de fase gasosa. °°°A temperatura da estufa foi regulada em modo de rampa (160 C durante 3 minutos, aumentando para 220 C a uma taxa de 5 C por 5 minutos e mantendo-a durante 5 minutos). °°A temperatura do injetor e do detetor foi mantida a 225 C e 230 C, respetivamente. Os caudais de azoto (como gás de transporte), hidrogénio e ar foram de 1, 30 e 300 ml, respetivamente. O sinal de saída do cromatógrafo de fase gasosa foi analisado utilizando o software Chemito (IRIS 32 Lite) com base na normalização da área. A composição em ácidos gordos das amostras foi estimada por comparação dos tempos de retenção de padrões autênticos de ésteres metílicos de ácidos gordos (Supelco, EUA).

Análise de aminoácidos

A proteína em FS e GDFR foi hidrolisada com 6 ml de HCl 6N num tubo selado. O tubo foi colocado num banho de água a ferver durante um período de 24 horas. Os tubos foram misturados ciclicamente de 1 em 1 hora. No final das 24 horas, os tubos foram centrifugados a 3500 rpm durante 15 minutos. O sobrenadante foi filtrado e neutralizado com NaOH 1N. O filtrado foi diluído a 100 vezes o seu volume com água destilada tripla e utilizado para a determinação dos aminoácidos com o detetor de florescência da HPLC (Huesgen, 1988).

As condições analíticas foram as seguintes

A coluna utilizada foi a Shim-pack ISC-07/S 1504 Na, a fase móvel utilizada no estudo foi do tipo sódico, preparada com citrato de sódio e hidróxido de sódio. O caudal da fase móvel foi fixado em 0,3 ml/minuto. A solução de reação foi preparada com uma solução de hipoclorito de sódio, O-ftalaldeído, polioxietileno lauril éter (Briz-35) e N-acetilcisteína em tampão alcalino. O caudal da solução de reação foi de 0,4 ml/minuto. °A coluna foi mantida a 55 °C e o aminoácido foi detectado com um comprimento de onda de excitação de 348 nm e um comprimento de onda de emissão de 450 nm.

A área e o tempo de eluição dos aminoácidos individuais foram comparados com a área e o tempo de eluição correspondentes dos aminoácidos padrão.

EXPERIÊNCIAS BIOLÓGICAS

Energia metabolizável aparente

O teor de energia metabolizável aparente do FS e do GDFR utilizado na experiência biológica foi efectuado com oito galos de acordo com o método de Sibbald (1976). A energia bruta do FS e do GDFR e as excreções de cada animal foram estimadas utilizando um calorímetro de bomba adiabática. A energia metabolizável foi calculada com base na diferença entre a energia bruta da ração ingerida e a energia bruta das excreções excretadas por unidade de ração ingerida.

ANÁLISES ESTATÍSTICAS

Os dados recolhidos sobre os vários parâmetros foram analisados estatisticamente de acordo com o método de Snedecor e Cochran (1989), e os valores médios dos vários grupos de teste foram testados quanto à sua significância estatística utilizando o teste de intervalos múltiplos de Duncan (Duncan, 1955).

CAPÍTULO 4 RESULTADOS E DISCUSSÃO

RESULTADOS E DISCUSSÃO

Este capítulo apresenta os resultados de várias análises químicas e experiências biológicas para investigar o valor nutricional e alimentar das FS e GDFR e discute a sua importância. Na ausência de relatórios anteriores sobre o GDFR, este é comparado com as sementes de feno-grego ou apenas são discutidos os resultados do presente estudo.

ANÁLISES DE NUTRIENTES

Composição aproximada

A composição proximal de FS e GDFR de diferentes áreas de Tamilnadu é apresentada no quadro 13.

A composição proximal média (em percentagem) do FS analisado neste estudo foi de matéria seca - 91,32, proteína bruta - 26,65, fibra bruta - 7,54, extrato etéreo - 5,52, cinzas totais - 3,19 e extrato isento de azoto - 57,10. Os vários nutrientes na amostra estudada estavam dentro do intervalo relatado por trabalhadores anteriores (Mostafa *et al*, 2009; Anónimo, 2010a, Naidu *et al*, 2011; Ali *et al*, 2012; Al-Jasass e Al-Jasser, 2012; Elmnan *et al*, 2012).

A composição proximal média (em percentagem) do GDFR analisado neste estudo foi a seguinte: matéria seca - 91,37, proteína bruta - 33,79, fibra bruta - 6,82, extrato etéreo - 8,90, cinzas totais - 4,01 e extrato isento de azoto - 46,48. Os teores de proteína e de extrato etéreo foram comparáveis, mas o teor de cinzas totais nas amostras analisadas foi superior aos valores previamente comunicados (Anonymous, 2010b).

Uma vez que o galactomanano, um componente da fração de hidratos de carbono, é separado da FS, o teor de fibras e de NFE foi inferior na GDFR e o teor de proteínas e de extrato etéreo foi correspondentemente superior ao da FS. Fracções fibrosasAs fracções fibrosas, *ou seja,* FDN, FDA e hemicelulose nas sementes de feno-grego e nas sementes de gergelim são apresentadas no quadro 13. Nas sementes de feno-grego, os teores médios de FDN, FDA e hemicelulose (em percentagem) foram de 38,52, 13,13 e 25,38 e nas sementes de gergelim de 18,47, 10,07 e 8,40, respetivamente. 8.40. As fracções de fibra avaliadas no FS foram comparáveis às relatadas por Kochhar *et al.* (2006) e Naidu *et al.* (2011), mas superiores às de Ribes *et al.* (1984). Isto pode ser devido a factores genéticos ou condições ambientais (por exemplo, tempo de colheita, clima e condições de stress) durante o desenvolvimento e amadurecimento do fruto (Ali *et al*, 2012), espécies de plantas e fase de crescimento, práticas agrícolas (por exemplo, densidade de plantas por acre, fertilização, nível de irrigação) e região de cultivo (Mert *et al.*, 2002; Daferera *et al.*, 2003). O teor de FDN, FDA e hemicelulose no GDFR foi inferior ao do FS devido à remoção do galactomanano. O conteúdo de FDN, FDA e hemicelulose do GDFR foi semelhante ao do milho (NRC, 2001). **4.1.3 Macrominerais**

O teor de cálcio, fósforo, sódio e cloro no FS e no GDFR é apresentado no Quadro 13. O FS continha 0,33 por cento de cálcio, 0,40 por cento de fósforo, 0,14 por cento de sódio e 0,21 por cento de cloro; os valores correspondentes para o GDFR eram 0,37, 0,49, 0,06 e 0,09 por cento, respetivamente. O teor de cálcio, fósforo e sódio do FS está dentro dos limites dos relatórios anteriores de Nabey e Damir (1990), Leela e Shafeekh (2005), Abaza (2007), Ziwar (2010) e Ali *et al.* (2012). O teor de cálcio, fósforo, sódio e cloro no FS e no GDFR foi superior ao do milho (NRC, 1994). Estes minerais no GDFR eram comparáveis aos do FS.

Micro-minerais

O teor de cobre, manganês, zinco e ferro no FS e no GDFR é apresentado no quadro 13. O teor médio de cobre, manganês, zinco e ferro (mg/kg) no FS foi de 13,98, 9,69, 39,94 e 30,96 e no GDFR foi de 15,63, 11,66, 49,36 e 43,52, respetivamente.O teor de cobre, manganês e zinco do FS é consistente com as gamas destes minerais observadas por Abaza (2007), Anonymous (2010a), Ziwar (2010), Ali *et al.* (2012), Al-Jasass e Al-Jasser (2012) e Mahmoud *et al.* (2012). O menor teor de ferro observado neste estudo pode dever-se à variedade de sementes de feno-grego e à disponibilidade de minerais no solo. Os teores de cobre, manganês, zinco e ferro do GDFR são comparáveis aos do FS.

O teor de cobre, manganês e zinco do FS e do GDFR foi superior ao do milho, enquanto o teor de ferro no FS e no GDFR foi inferior ao do milho (NRC, 1994).

Fenóis totais

O teor de fenol total em FS e GDFR é apresentado no Quadro 13. O teor de fenol total do FS e do GDFR foi de 10,30 e 9,86 mg/g como equivalente de ácido tânico.

Quadro 5 Composição aproximada (%), teor de fibras (%) Energia metabolizável (kcal/kg), fenóis totais e teor de minerais das sementes de feno-grego e GDFR (com base na MS)

Composition	FS	GDFR
Dry matter	91.32 ± 0.07	91.37 ± 0.10
Crude protein	26.65 ± 1.09	33.79 ± 0.83
Crude fibre	7.54 ± 0.24	6.82 ± 0.44
Ether extract	5.52 ± 0.31	8.90 ± 0.33
Mineral matter	3.19 ± 0.19	4.01 ± 0.29
Nitrogen free extract	57.10 ± 1.15	46.48 ± 0.82
Acid insoluble ash	0.83 ± 0.16	0.92 ± 0.18
Neutral detergent fibre	38.52 ± 2.05	18.47 ± 1.42
Acid detergent fibre	13.13 ± 0.54	10.07 ± 0.40
Hemicellulose	25.38 ± 1.90	8.40 ± 1.03
Gross energy (kcal/kg)	4265 ± 14	4537 ± 37
Metabolisable energy (kcal/kg)	3125 ± 0.02	3315 ± 0.03
Calcium (%)	0.33 ± 0.02	0.37 ± 0.02
Phosphorus (%)	0.40 ± 0.02	0.49 ± 0.01
Sodium (%)	0.14 ± 0.03	0.06 ± 0.02
Chlorine (%)	0.21 ± 0.04	0.09 ± 0.03
Copper (mg/kg)	13.98 ± 0.27	15.63 ± 0.54
Manganese (mg/kg)	9.69 ± 1.12	11.66 ± 1.32
Zinc (mg/kg)	39.94 ± 2.21	49.36 ± 1.49
Iron (mg/kg)	30.96 ± 5.56	43.52 ± 4.54
Total phenolics (mg/g)	10.30 ± 0.19	9.86 ± 0.99

Cada valor é uma média de seis observações.

O teor de fenólicos totais (mg/g) como equivalente de ácido tânico na FS foi superior aos valores de 1,05 e 2,9 comunicados por Kochhar *et al.* (2006) e Mahmoud *et al.* (2012), respetivamente. As variações no teor de fenólicos totais podem dever-se aos diferentes solventes utilizados na extração (Bukhari *et al.*, 2008). O teor de fenólicos totais no GDFR foi semelhante ao do FS.

Ácidos gordos

O teor de ácidos gordos no FS e no GDFR é apresentado no quadro 14. A composição em ácidos gordos (g/100 g de amostra) do FS e do GDFR foi de 0,57 e 0,99 de ácido palmítico, 0,64 e 0,98 de ácido esteárico, 2,43 e 3,78 de ácido oleico, 1,59 e 2,92 de ácido linoleico, 0,04 e 0,07 de ácido linolénico e 0,03 e 0,05 de ácido araquídico, respetivamente.As amostras deste estudo tinham níveis semelhantes de ácido palmítico, ácidos esteárico e oleico mais elevados e ácidos linoleico, linolénico e araquídico mais baixos na FS do que os observados por investigadores anteriores (El-Malky e Gouda, 2007; Sulieman *et al*, 2008; Chatterjee *et al*, 2010; Ziwar, 2010; Ciftci *et al*, 2011; Ali *et al*, 2012 e Al-Jasass e Al-Jasser, 2012). No GDFR, os níveis dos ácidos palmítico, esteárico e oleico foram mais elevados e os níveis dos ácidos linoleico, linolénico e araquídico foram mais baixos, como mostram os resultados comparados com os valores da literatura (Anonymous, 2010b), mas o teor de ácidos gordos do GDFR é consistente com o do FS.

Os ácidos gordos avaliados nos óleos FS e GDFR diferiram dos trabalhos anteriormente reportados, o que poderá dever-se a factores genéticos e às condições ambientais durante o desenvolvimento e maturação dos frutos (Ali *et al.*, 2012), bem como ao local e condições de cultivo da cultura (Baccou *et al.*, 1978).

Quadro 6 Perfil de ácidos gordos e aminoácidos das sementes de feno-grego e GDFR

Cada valor é uma média de seis observações.

Fatty acid (g/100g sample)	**FS**	**GDFR**
Palmitic acid (16:0)	0.57 ± 0.04	0.99 ± 0.09
Stearic acid (18:0)	0.64 ± 0.04	0.98 ± 0.05
Oleic acid (18:1)	2.43 ± 0.15	3.78 ± 0.17
Linoleic acid (18:2)	1.59 ± 0.09	2.92 ± 0.10
Linolenic acid (18:3)	0.04 ± 0.01	0.07 ± 0.01
Arachidic acid (20:0)	0.03 ± 0.01	0.05 ± 0.01
Other fatty acids	0.22 ± 0.07	0.13 ± 0.04
Amino acid (g/100g sample)	**FS**	**GDFR**
Arginine	0.71 ± 0.03	0.71 ± 0.06
Glycine	1.21 ± 0.12	1.48 ± 0.18
Histidine	2.08 ± 0.14	2.41 ± 0.23
Isoleucine	0.76 ± 0.07	0.83 ± 0.03
Leucine	1.53 ± 0.14	1.89 ± 0.12
Lysine	1.13 ± 0.09	1.27 ± 0.06
Methionine	0.61 ± 0.07	0.73 ± 0.05
Phenylalanine	0.79 ± 0.08	1.04 ± 0.13
Threonine	0.64 ± 0.07	0.71 ± 0.12
Tyrosine	0.50 ± 0.08	0.84 ± 0.12
Valine	0.46 ± 0.04	0.64 ± 0.07

Hilditch e Williams (1964) verificaram que a temperatura e a atmosfera são os factores mais importantes na variação dos ácidos gordos, especialmente do ácido linolénico.

Aminoácidos

O teor de aminoácidos do FS e do GDFR é apresentado no quadro 14.

Na FS, os níveis de arginina, glicina, isoleucina, leucina, lisina, fenilalanina, treonina, tirosina e valina foram semelhantes, enquanto os níveis de histidina e metionina foram mais elevados do que os registados por investigadores anteriores (Nabey e Damir, 1990; Leela e Shafeekh, 2005; Abaza, 2007; Mathur e Choudhry, 2009).

No GDFR, o teor de isoleucina foi semelhante, o teor de glicina, histidina, leucina, lisina, metionina, fenilalanina, treonina, tirosina e valina foi mais elevado e o teor de arginina foi inferior ao do relatório anterior (Anónimo, 2010b).

Os teores de aminoácidos do GDFR eram mais elevados do que os do FS, exceto no caso da arginina, que era comparável. Os teores de aminoácidos do FS e do GDFR foram superiores aos do milho (NRC, 1994).

EXPERIÊNCIAS BIOLÓGICAS

Energia metabolizável aparente

A energia metabolizável aparente do FS e do GDFR é apresentada no quadro 13.

A energia metabolizável aparente do FS e do GDFR foi de 3125 e 3315 kcal/kg, respetivamente. A energia metabolizável aparente do FS observada neste estudo foi maior do que o valor relatado por Elmnan *et al.* (2012). A discrepância pode ser devida ao elevado teor de extrato isento de azoto e ao baixo teor de fibra bruta das amostras de FS utilizadas neste estudo. A energia metabolizável aparente do GDFR foi mais elevada do que a do FS. O galactomanano está presente no FS até 50 por cento. Sabe-se que o galactomanano aumenta a viscosidade intestinal das aves de capoeira (Edith *et al.*, 2002) e reduz a absorção de glucose (Rainbird *et al.*, 1984), o que pode explicar o facto de o valor de EM do FS ser inferior ao do GDFR. O valor de EM do GDFR e do milho foi comparável.

CAPÍTULO 5 RESUMO E CONCLUSÕES

Foi efectuado um estudo para avaliar o valor nutricional das sementes de feno-grego e do GDFR. A avaliação baseou-se numa série de análises químicas e em ensaios de alimentação. ®Foram analisadas um total de cinco amostras de sementes de feno-grego (FS) colhidas em diferentes locais de Tamilnadu e cinco amostras de GDFR (Parry Fenumax) fornecidas pela E.I.D. Parry (India) Limited, Parry Nutraceuticals Division, Chennai, Tamilnadu e amostras de ensaio.

A composição (em percentagem) das amostras FS e GDFR foi a seguinte: proteína bruta (26,65 e 33,79), fibra bruta (7,54 e 6,82), extrato etéreo (5,52 e 8,90), cinzas totais (3,19 e 4.01), extrato isento de azoto (57,10 e 46,48), cinzas insolúveis em ácido (0,83 e 0,92), fibra em detergente neutro (38,52 e 18,47), fibra em detergente ácido (13,13 e 10,07) e hemicelulose (25,38 e 8,40). O teor de energia metabolizável aparente no FS e no GDFR foi de 3125 e 3315 kcal/kg.

Os macro (%) e microminerais (mg/kg) do FS e do GDFR foram cálcio

(0,33 e 0,37%), fósforo (0,40 e 0,49%), sódio (0,14 e 0,06%), cloro (0,21 e 0,09%), cobre (13,98 e 15,63 mg/kg), manganês (9,69 e 11,66 mg/kg), zinco (39,94 e 49,36 mg/kg) e ferro (30,96 e 43,52 mg/kg). O teor de fenóis totais do FS foi de 10,3 e o GDFR foi de 9,86 mg/g.

Os teores de ácidos gordos (g/100 g de amostra) de FS e GDFR foram: ácido palmítico (0,57 e 0,99), ácido esteárico (0,64 e 0,98), ácido oleico (2,43 e 3,78), ácido linoleico (1,59 e 2,92), ácido linolénico (0,04 e 0,07), ácido araquídico (0,03 e 0,05) e outros ácidos gordos (0,22 e 0,13).

Os teores de aminoácidos (g/100 g de amostra) do FS e do GDFR foram arginina (0,71 e 0,71), glicina (1,21 e 1,48), histidina (2,08 e 2,41), isoleucina (0,76 e 0,83), leucina (1.53 e 1,89), lisina (1,13 e 1,27), metionina (0,61 e 0,73), fenilalanina (0,79 e 1,04), treonina (0,64 e 0,71), tirosina (0,50 e 0,84) e valina (0,46 e 0,64).

CONCLUSÕES

As sementes de feno-grego e o GDFR continham 26,65 e 33,79 % de proteínas brutas, 3125 e 3315 kcal/kg de energia utilizável, 1,13 e 1,27 % de lisina e 0,61 e 0,73 % de metionina.

REFERÊNCIAS

Abaza, I.M., 2007. Efeitos da utilização de feno-grego, camomila e rabanete como aditivos alimentares no desempenho produtivo e no coeficiente de digestibilidade de galinhas poedeiras. *Egipto. Poult. Sci*, **27:** 199-218.

Ahmadiani, A., M. Javan, S. Semnanian, E. Barat, e M. Kamalinejad, 2001. Efeitos anti-inflamatórios e antipiréticos dos extractos de folhas de *Trigonella foenum-* graecum no rato. *J. Ethnopharmacol*, **75:** 283-286.

Ali, W.M., 2009. Estudos tecnológicos, químicos e biológicos sobre sementes de feno-grego (*Trigonella foenum graecum* L.). *Misan J. Acad. Studies*, **7:** 40-51.

Ali, M.A., M.A. Sayeed, M.S. Alam, M.S. Yeasmin, A.M. Khan, e I.I. Muhamad, 2012. Propriedades dos óleos e teor de nutrientes das sementes de *Nigella sativa* Linn. e *Trigonella foenum-graecum*. *Bull. Chem. Soc. Ethiop.*, 26: 55-64.

Al-Jasass, F.M. e M.S. Al-Jasser, 2012. Composição química e teor de ácidos gordos de algumas especiarias e ervas aromáticas nas condições da Arábia Saudita. *Sci. World J.*, **2012:** 1-5.

Anónimo, 2010a. Spice Board India, Ministério do Comércio e da Indústria, Governo da Índia, DASD, Calicute.

Anónimo, 2010b. Parry Nutraceuticals, Divisão da E.I.D. Parry (India) Ltd, Chennai.

AOAC, 1990 Official Methods of Analysis. th15 Ed., Association of Official Analytical Chemists, Washington, D.C.

Baccou, J.C., Y. Sauvaire, M. Olle e J. Petit, 1978. L'huile de Fenugreek: composição, propriedades, possibilidades de utilização na indústria de peinturas e vernizes. *Rerue Francaise des Corps Gras*, **25:** 353-359.

Bhatti, M., A.M.T.J. Khan, M. Ahmed, W. Jamshaid e W. Ahmad, 1996. atividade antibacteriana das sementes de *Trigonella foenum-graecum*. *Phytotherapeutics*, **67:** 372-374.

Bukhari, S.B., M.I. Bhanger, e S. Memon, 2008. atividade antioxidante de extractos de sementes de feno-grego (*Trigonella foenum graecum*). *Pak. J. Anal. Environ. Chem.*, **9:** 78-83.

Chatterjee, S., P.S. Variyar, e A. Sharma, 2010. bioactive lipid constituents of fenugreek. *Food Chem*, **119:** 349-353.

Ciftci, O.N., R. Przybylski, M. Rudzinska e S. Acharya, 2011. Caracterização dos lípidos das sementes de feno-grego (*Trigonella foenum-graecum*). *J.Am.Oil Chem. Soc.*, **88:** 1603-1610.

Daferera, J.D., N.B. Ziogas e M.G. Polissou, 2003. A eficácia dos óleos essenciais de plantas sobre *Botrytis cinerea*, *Fusarium* sp. e *Clavibacter michiganensis* subsp. *michiganesis*. *Crop Prot*, **22:** 39-44.

Devasena, T. e V.P. Menon, 2003: O feno-grego influencia a atividade da beta-glucuronidase e da mucinase no cólon. *Phytother. Res*, **17:** 10881091.

Duncan, D.B., 1955. teste de gama múltipla e teste "F" múltiplo. *Biometria,* **11:** 1-42.

th Eaton, D., L.S. Clesceri e A.E. Greenberg, 1995 Standard Methods for the Examination of Water and Waste Water, 19 Ed., American Public Health Association, Washington, DC.

Edith, A.C., L. Cartwright, and J. Sij, 2002. guar gum could be used as chicken feed. Agnews News and Public Affairs Programa de Agricultura do Sistema Universitário Texas A&M.

El-Malky, W.A. e H.A. Gouda, 2007. Efeito das folhas verdes, germinação e tratamento culinário de sementes de feno-grego e tremoço na composição química, glicose sérica, perfil lipídico e enzimas hepáticas de ratos. *Egipto. J. Biomed. Sci*, **23:** 39-59.

Elmnan, A.A., A. Balgees, e J.L. Mangara, 2012. efeito das sementes de feno-grego (*Trigonella foenum graecum*) no perfil lipídico e no ganho de peso corporal em ratos. *Pak. J. Nutr.*, **11:** 1004-1008.

El Nasri, N.A. e A.H. El Tinay, 2007. propriedades funcionais do concentrado proteico de feno-grego (*Trigonella foenum graecum*). *Food Chem*, **103:** 582-589.

Folch, J., M. Lees, e G. H. Solane-Stanley, 1957. Um método simples para o isolamento e purificação de lípidos totais de tecidos animais. *J. Biol. Chem.*, **226:** 497-509.

Ghafgazi, T., H. Farid, e A. Pourafkari, 1980. Estudo *in vitro* sobre o efeito de *Trigonella foenum-graecum* cultivada no Irão. *Iranian J. Pub. Health*, **9:** 21-26.

Goering, H.K. e P.J. Van Soest, 1970. forage analysis. Agriculture Hand book No. 379. Agricultural Research Service, U.S.D.A., Bethesda, Washington. D.C. pp. 1-20.

Hajimehdipoor, H., S.E. Sadat-Ebrahim, M. Izaddoost, G.R. Amin e E. Givi, 2008. Identificação e determinação quantitativa de aminoácidos de açúcar hemolítico em feno-grego. *Planta Med*, **74:**1175-1185.

Hannan, J.M.A., B. Rokeya, O. Faruque, N. Nahar, M. Mosihuzzaman, A.K. Azad Khan, e L. Ali, 2003. Efeito da fração de fibra solúvel de *Trigonella foenum-graecum* no estado glicémico, insulinémico, lipidémico e de agregação plaquetária de ratos com diabetes de tipo

2. *J. Ethnopharmacol*, **88:** 73-77.

Hilditch, T.P. e P.N. Williams, 1964, The Chemical Constitents of Natural Fats. 4 thed, Londres. pp. 304-321.

Huesgen, A.G., 1988. Análise sensível e fiável de aminoácidos em hidrolisados de proteínas utilizando o HPLC da série HP 1100, Hewlett Packard, Technical Note, pp. 1-12.

Javan, M., A. Ahmadiani, S. Semnanian, e M. Kamalinejad, 1997: Efeitos antinociceptivos do extrato de folhas de *Trigonella* foenum-graecum. *J. Ethnopharmacol*, **58:** 125-129.

Kamal, R., R. Yadav e J.D. Sharma, 1993. Eficácia da fração esteroidal do extrato de sementes de feno-grego na fertilidade de ratos albinos machos. *Phytother. Res*, **7:** 134-138.

Kaviarasan, S., K. Vijayalakshmi e C.V. Anuradha, 2004. extractos ricos em polifenóis de sementes de feno-grego protegem os eritrócitos dos danos oxidativos. *Plant Food for Human Nutr.* **59:** 143-147.

Khan, F.U., A. Ullah, Sajid-ur-Rehman, S. Naz e N. Rana, 2011. Efeito do feno-grego (*Trigonella foenum-graecum L.*) no crescimento muscular de pintos de carne. *Res. Opinions in Anim. Vet. Sci.* **1:** 1-3.

Kochhar, A., M. Nagi, e R. Sachdeva, 2006. composição proximal, hidratos de carbono disponíveis, fibra alimentar e factores antinutritivos de plantas medicinais tradicionais seleccionadas. *J. Hum. Ecol*, **19:** 195-199.

Leela, N.K. e K.M. Shafeekh, 2005. fenugreek. **Em:** Chemistry of Spices (Ed) V.A. Parthasarathy, B. Chempakam e T.J. Zachariah, 2008. pp. 242-259. 242-259 CAB International, Wallingford, Reino Unido.

Mahmoud, N.Y., R.H. Salem, e A.A. Mater, 2012. avaliação nutricional e biológica de biscoitos de trigo com adição de feno-grego para melhorar a nutrição de ratos anémicos. *Acad. J. Nutr.*, **1:** 1-9.

Makkar, H.P.S., M.Blummel, N.K.Borowy e K.Becker, 1993. Determinação gravimétrica de taninos e suas correlações com métodos químicos e de precipitação de proteínas. *J. Sci. Food Agric*, **61:** 161 - 165.

Mathur, P. e M. Choudhry, 2009. effect of home processing on proximate composition of fenugreek seeds (efeito do processamento caseiro na composição proximal das sementes de feno-grego). *J. Food Sci. Technol.* **46:** 255-258.

Mert, A., S. Kirici e F. Ayanoglu, 2002. O efeito de diferentes densidades de plantas e rendimento, componentes de rendimento e qualidade de ecótipos de *Atremisia annua* L.. *J. Herbs Spices Med. Plants*, **9:** 413-418.

Mostafa, A.A.Z.M., M.H. Ahmad, A. Mousallamy e A. Samir, 2009. Efeito da utilização de sementes de feno-grego secas como aditivos naturais para a alimentação animal no desempenho do crescimento, no rácio de conversão alimentar, na composição do corpo inteiro e na caleira entropatogénica *Aeromonas* Hydrophila de alevins de Tilápia do Nilo Monsex *O.Niloticus* (L). Aust. *J. Basic Appl. Sci*, **3:** 12341245.

Nabey, A.A.A. e A.A. Damir, 1990. Alterações em alguns nutrientes das sementes de feno-grego (Trigonella Foenum graecum L.) durante a fervura em água. *Plant Foods Hum. Nutr.*, **40:** 267-274.

Naidu, M.M., B.N. Shyamala, J.P. Naik, G. Sulochanamma e P. Srinivas, 2011. Composição química e atividade antioxidante da casca e do endosperma de sementes de feno-grego. *Food Sci. Technol*, **44:** 451-456.

N.R.C., 1994 Nutrient Requirements of Poultry. th9 ed. revista, National Academy Press, Washington, D.C.

N.R.C., 2001, Nutrient Requirement of Dairy Cattle. th7 ed. revista, National Academy Press, Washington, D.C.

Pandian, R.S., C.V. Anuradha, e P. Viswanathan, 2002. Efeito gastroprotector das sementes de feno-grego (*Trigonella foenum-graecum*) em úlceras gástricas experimentais em ratos. *J. Ethanopharmacol*, **81:** 393397.

Raghuram, T.C., R.D. Sharma, B. Sivakumar e B.K. Sahay, 1994. Efeito das sementes de feno-grego na disposição intravenosa da glucose em diabéticos não dependentes de insulina. *Phytother. Res*, **8**: 83-86.

Rainbird, A.L., A.G. Low, and T. Zebrowska, 1984. Effect of guar gum on glucose and water absorption from isolated jejunal loops in growing pigs. *Br. J. Nutr.*, **52:** 489-498.

Raskin, I., D.M. Ribnicky, S. Komarnytsky, N. Llic, A. Poulev, N. Borisjuk, A. Brinker, D.A. Moreno, C. Ripoll, N. Yakoby, J.M. O'Neal, T. Cornwell, I. Pastor, e B. Fridlender, 2002. plants and human health in the twenty-first century. *Trends Biotechnol*, **20:** 522-531.

Ribes, G., Y. Sauvaire e J.C. Baccou, 1984. efeito das sementes de feno-grego na secreção endócrina pancreática em cães. *ANN. Nutr. Metab.* **28:** 3743.

Shakuntala, S., J.P. Naik, T. Jeyarani, M.M. Naidu e P. Srinivas, 2011. caraterização das fracções de sementes de feno-grego germinadas (*Trigonella foenum- graecum* L.). *Int. J. Food Sci. Technol.*, **46:** 23372343.

Sibbald, I.R., 1976: bioensaio para determinação da energia metabolizável verdadeira em alimentos para animais. *Poult. Sci*, **55:** 303 - 308.

thSnedecor, G.W., e W.G. Cochran, 1989. statistical methods. 8 edn, Iowa State University Press, Ames, Iowa, U.S.A.

Srichamroen, A., A.B.R. Thomson, C.J. Field, e T.K. Basu, 2009. A absorção intestinal de glicose é inibida *in vitro* pelo galactomanano das sementes de feno-grego canadiano (*Trigonella foenum graecum* L.) em ratos geneticamente magros e obesos. *Nutr. Res.*, **29:** 49-54.

Suboh, S.M., Y.Y.. Bilto e T.A. Aburjai, 2004. efeitos protectores de plantas medicinais seleccionadas contra a degradação de proteínas, a peroxidação lipídica e a perda de deformação de eritrócitos humanos sujeitos a stress oxidativo. *Phytother. Res*, **18:** 280-284.

Sukhija, P.S. e D.I. Palmquist, 1988. Método rápido para a determinação do teor de ácidos gordos totais e da composição de forragens e fezes. *J. Agric. Food Chem.*, **36:** 1202-1206.

Sulieman, A.M.E., A.O. Ali e J. Hemavathy, 2008. teor lipídico e composição de ácidos gordos das sementes de feno-grego (*Trigonella foenum-graecum* L.) cultivadas no Sudão. *Int. J. Food Sci. Tech*, **43:** 380-382.

Tahiliani, P. e A. Kar, 2003a. O efeito combinado dos extractos de Trigonella e Allium na regulação do hipertiroidismo em ratos. *Phytomedicine*, **10:**

665-668.

Tahiliani, P. e A. Kar, 2003b. Atenuação da hiperglicemia induzida pela tiroxina por dois extractos de plantas. *Phytother. Res*, **17:** 294-296.

Taranalli, A.D. e I.J. Kuppast, 1996. Estudo da atividade de cicatrização de feridas das sementes de *Trigonella foenum-graecum* em ratos. *Indian J. Pharm. Sci*, **58:** 117-119.

Vats, V., S.P. Yadav e J.K. Grover, 2003: Efeito da *Trigonella foenum-graecum* no teor de glicogénio dos tecidos e nas enzimas-chave do metabolismo dos hidratos de carbono. *J. Ethanopharmacol*, **28:** 1-6.

Venkatesan, N., S.N. Devaraj, e H. Devraj, 2003. Aumento da ligação de LDL e VLDL aos receptores apo B e E da membrana plasmática hepática de ratos tratados com fibranato. *Eur. J. Nutr.*, **42:** 262-271.

Ziwar, J.B., 2010. Estimativa da composição lipídica em sementes de feno-grego por GC/MS. *Tikrit J. Pure Sci*, **15:** 15-20.

Índice

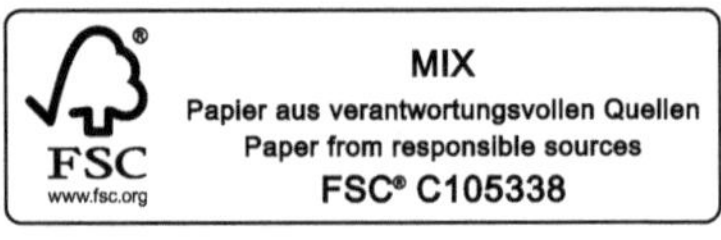

Printed by Books on Demand GmbH, Norderstedt / Germany